SOCIÉTÉ DE MÉDECINE DE BESANÇON.

EXTRAIT DES PROCÈS-VERBAUX.

ÉPIDÉMIE

DE

FIÈVRE TYPHOÏDE

A BESANÇON.

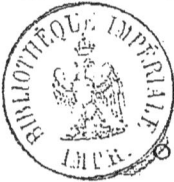

Octobre 1861 à mars 1862.

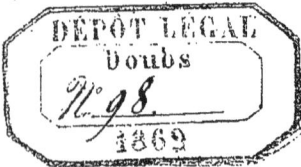

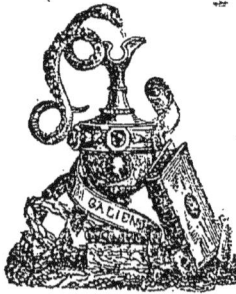

BESANÇON,

IMPRIMERIE ET LITHOGRAPHIE DE J. JACQUIN,

Grande-Rue, 14, à la Vieille-Intendance.

1862.

Td 62 136

ÉPIDÉMIE
DE FIÈVRE TYPHOÏDE A BESANÇON.

(OCTOBRE 1861 A MARS 1862.)

EXTRAIT DES PROCÈS-VERBAUX DE LA SOCIÉTÉ DE MÉDECINE.

Séances des 7, 14, 21, 28 février, 7, 14, 21, 28 mars, 4 et 11 avril 1862.

Vers la fin de l'automne dernier, et pendant tout le cours de l'hiver, de nombreux cas de fièvre typhoïde se sont manifestés à Besançon, et sont arrivés aux proportions d'une véritable épidémie. Dans ces circonstances, la Société de médecine de Besançon s'est proposé de faire, au moyen des renseignements fournis par la plupart des membres qui la composent, un historique aussi complet que possible des faits observés. MM. les chefs du service militaire de l'hôpital Saint-Jacques ont bien voulu lui prêter leur concours en cette occasion, et la question de l'épidémie de fièvre typhoïde a été mise à l'ordre du jour. Dix séances ont été consacrées aux discussions que comportait ce sujet si complexe. La Société a décidé que les procès-verbaux de ces séances, résumés et classés méthodiquement, seraient publiés comme le fruit de ce travail collectif, qui ajoutera peut-être quelques éléments à l'histoire d'une affection qui se manifeste si fréquemment aujourd'hui.

Dès le début de cette discussion, une question primordiale devait nécessairement s'élever. Y a-t-il eu épidémie? Cette question a été immédiatement résolue par l'affirmative. En jetant un coup d'œil rétrospectif sur les années précédentes, en comparant ce qui s'est passé dans l'hiver 1861-62 et ce qui se passe habituellement dans la même saison et dans les mêmes mois, on est frappé de la différence énorme qui se manifeste. Evidemment quelque chose de spécial, d'épidémique, a régné pendant plusieurs mois sur notre population. Depuis de longues années on n'avait vu un ensemble aussi considérable d'affections de même nature. De plus, toutes les autres maladies étrangères à l'affection dominante avaient une tendance manifeste à prendre un cachet analogue à celle-ci. Cette disposition des maladies à revêtir le même aspect, à converger vers le même type, prouve d'une manière indubitable le génie épidémique. La statistique mortuaire enfin vient fournir une dernière preuve. L'existence de l'épidemie ne saurait être contestée par personne.

Quelle était la nature de cette épidémie? Bien que la nature d'une maladie ne puisse être établie que d'après la description de ses symptômes, on peut, comme il s'agit ici d'une affection bien connue, la désigner de prime abord par le nom qui lui est généralement attribué dans le cadre nosologique. La maladie qui a régné à Besançon d'une manière épidémique est la fièvre typhoïde. Si cette expression ne satisfait pas pleinement les partisans des diverses doctrines proposées sur l'essence de cette maladie, au moins elle appartient à la nomenclature communément acceptée, elle ne préjuge rien, et a le mérite d'être comprise par tout le monde.

Dans toutes les épidémies analogues, ainsi que dans l'état endémique, il est cependant deux noms que le public et même les médecins emploient côte à côte et parfois simultanément pour désigner les états morbides dont nous nous occupons ici. Ces deux noms sont ceux de *fièvre muqueuse* et de *fièvre typhoïde*, d'où est sortie comme dérivé plus ou moins heureux une troisième expression, celle de *mucoso-typhoïde*.

La différence de désignation est-elle la conséquence d'une différence dans la nature du mal? La diversité n'est-elle qu'apparente, et ne repose-t-elle que sur un vice de langage? Tel est le sujet d'une discussion assez animée parmi les membres de notre Société, discussion qui n'est du reste que la reproduction des dissentiments qui règnent encore à ce sujet dans la science. Celle-ci du moins aura eu l'avantage de faire arriver vers une solution nette un assez bon nombre d'adhérents, dont quelques-uns même ont, par suite des faits qu'ils ont eu à observer dernièrement, modifié leurs opinions antérieures.

Pour la plupart d'entre nous, fièvre muqueuse, fièvre typhoïde, sont deux expressions s'appliquant à une maladie identique. La différence entre les deux appellations tient simplement à une différence dans le degré de gravité et dans la forme de la maladie. La fièvre muqueuse est une fièvre typhoïde légère.

En effet, ces deux formes d'affections ne marchent-elles pas concurremment dans la même épidémie? La forme typhoïde ne succède-t-elle pas souvent chez un malade à la forme muqueuse? Cela est tellement connu que les personnes étrangères à notre art ont fait depuis longtemps cette remarque, et que souvent, au sujet d'un malade affecté de ce qu'on appelle fièvre muqueuse, on nous demande si nous ne craignons pas que la fièvre muqueuse ne se change en fièvre typhoïde. Non, la maladie ne change pas, mais la maladie marche : les symptômes s'aggravent, et l'état typhoïde arrive comme conséquence de l'état muqueux. Ce n'est pas une transformation, c'est un degré de plus dans un état morbide unique. Il est du reste assez fréquent de voir des collections d'individus soumis aux mêmes influences morbides, présenter concurremment ou successivement chez plusieurs d'entre eux, l'une ou l'autre des deux formes dont nous parlons. Dans une famille, par exemple, tous les membres qui la composent vivent dans des conditions hygiéniques et étiologiques semblables; ils sont soumis aux mêmes influences de nourriture, de climat, d'habitation, de vêtements, de bien-être ou de misère : plusieurs sont frappés par le mal, et de ceux-là, l'un présente la forme muqueuse, l'autre la forme typhoïde. C'est que toutes deux sont des formes du même mal, des conséquences du même empoisonnement, comme la varioloïde et la variole sont la conséquence d'un même virus.

Du reste, l'anatomie pathologique ne peut intervenir pour donner raison à ceux qui croient à la double nature de ces affections. La fièvre muqueuse manque de nécropsies; on la guérit toujours. Pourquoi? C'est que si le malade meurt, la maladie, étant devenue plus grave, a pris le nom de fièvre typhoïde.

Dans cette épidémie en particulier, on a pu constater une fois de plus que, sous l'influence d'une même cause, les individus atteints peuvent être affectés soit légèrement, soit d'une manière grave. Dans l'espèce, la forme la plus légère de la maladie est qualifiée du nom de fièvre muqueuse ou fièvre typhoïde bénigne ; la forme grave est la fièvre typhoïde proprement dite. Quant à la fièvre mucoso-typhoïde, il est difficile de fixer la signification de cette expression, qui devient sans valeur pour ceux qui, comme la plupart d'entre nous, admettent l'identité de nature des deux radicaux qui la composent.

La durée de l'épidémie typhoïde à Besançon a été de cinq mois environ. De l'avis unanime des médecins de notre Société, on peut en fixer le début au mois d'octobre 1861, et la terminaison à la première quinzaine de mars 1862. Dans le service militaire de l'hôpital Saint-Jacques, le 2 mars est désigné d'une manière précise comme la fin de cette épidémie, que nous allons étudier maintenant sous le rapport de l'étiologie, des symptômes, de la marche, du pronostic, de la statistique et du traitement.

Etiologie.

On est à peu près d'accord aujourd'hui pour reconnaître comme cause de la fièvre typhoïde un empoisonnement septique. Mais la nature du poison, c'est-à-dire la cause immédiate du mal, demeure encore inconnue. Nous devons donc nous borner ici à passer en revue les causes qui, dans le cas actuel, ont pu favoriser le développement de l'affection, sans en être pourtant le principe direct.

Sexe. — Les deux sexes ont été frappés. Dans la clientèle civile, le sexe féminin a été plus fréquemment atteint. Mais cette prédominance fâcheuse du côté des femmes a été largement compensée par le nombre des cas fournis par la population militaire.

Age. — Habituellement la fièvre typhoïde frappe les adolescents et les adultes. C'est ce que l'on a pu observer encore cette fois parmi nous : les cas les plus nombreux se trouvent compris dans les limites d'âge de quinze à quarante ans. La statistique mortuaire est complétement en harmonie avec cette appréciation. Chez les militaires, ce sont les hommes de vingt-deux à vingt-quatre ans qui ont été atteints en plus grand nombre.

Le mal, qui dans le principe de l'épidémie ne portait guère que sur les individus compris dans les limites d'âge précitées, s'est dès le mois de janvier étendu sur les enfants et même sur quelques vieillards. A partir de cette époque, des gens de tout âge ont présenté des atteintes plus ou moins graves de la maladie, et parmi la population militaire, on a eu à traiter alors quelques enfants de troupe.

Profession. Condition sociale. — Rien de particulier à noter à cet égard. La classe la plus aisée, comme la classe la plus pauvre, a fourni son contingent à l'épidémie et à la statistique mortuaire. Les conditions de bien-être ou de misère n'ont eu aucune influence sur l'invasion de la maladie.

Constitution et tempérament. — La constitution et le tempérament paraissent être restés étrangers à l'étiologie de la maladie. A côté d'individus à constitution robuste, on voyait également parmi les malades des sujets faibles, épuisés et débiles. Cependant voici une remarque que nos confrères de l'armée ont pu établir avec exactitude. Sous le rapport de la fréquence, ce sont les constitutions les moins fortes qui ont fourni le plus de malades. Mais sous le rapport de la gravité, les tempéraments robustes ont plus souffert. Ainsi, le 53e régiment de ligne, renfermant les individus les moins solides de notre population militaire, a eu de très nombreux malades, la plupart légèrement atteints. Le 7e bataillon de chasseurs, dont les hommes sont plus robustes, a présenté moins de malades, mais les cas étaient plus sérieux. Enfin, le 12e régiment d'artillerie, qui contient les hommes d'élite, a eu des malades en plus petit nombre encore, mais tous étaient frappés très gravement.

Influences hygiéniques générales. — Ne pourrait-on pas rechercher une des causes prédisposantes de l'épidémie actuelle dans le mode d'alimentation de la population tout entière pendant l'année 1861 ? Cette opinion soulève bien des contestations. Cependant les récoltes de blé et de vin de l'année 1860 ont été relativement mauvaises. L'année avait été froide et pluvieuse ; le blé avait été reconnu de qualité inférieure ; quant au vin, chacun se rappelle la piquette de 1860. Or, cette récolte a été consommée pendant l'année 1861 ; et l'épidémie de fièvre typhoïde a été presque générale comme la récolte. L'effet de cette alimentation n'a dû se produire qu'à la longue, et a été le résultat non de la quantité, mais de la qualité des aliments ingérés. La fortune ici n'a pas mis à l'abri les classes aisées : à la ville, le blé et le pain sont les mêmes pour tous ; et le vin, traité même par toute espèce de moyens, devenait peut-être plus potable dans certains ménages, mais en définitive était loin d'être bon.

En regard de cette cause encore douteuse, on peut citer, sans en tirer cependant des conséquences trop immédiates, cette règle établie en statistique, que la mortalité est plus grande lorsque les vivres sont d'un prix élevé, c'est-à-dire que la mortalité augmente ou diminue en raison directe de l'augmentation ou de la diminution du prix des aliments de première nécessité. Si les classes aisées sont moins affectées que les autres par cet état de choses, il y a toujours chez elles un état de privation relative qui ne peut que leur être préjudiciable.

Les idées que nous émettons ici ont trouvé dans la Société des adhérents et des opposants en nombre à peu près égal. Nous ne les rappelons que comme une opinion discutable, mais qui pour plusieurs d'entre nous paraît de quelque valeur.

La température exceptionnelle et les chaleurs excessives de l'été de 1861 ont semblé aussi à quelques-uns d'entre nous devoir entrer en ligne de compte, à cause de l'effet déprimant qu'elles ont exercé sur les masses.

A propos de température, un de nos collègues a fait une remarque qui trouve ici sa place. Il ne s'agit plus d'une cause préparante, mais d'une cause déterminante, et cette cause serait l'influence du froid. Les changements brusques de température dans le sens du froid lui ont paru dans l'épidémie récente une des causes de la fièvre typhoïde. Ainsi il a pu faire remonter l'invasion de la maladie, chez plusieurs de ses malades, à certaines époques où ces variations thermométriques ont eu lieu. C'est au moment du grand froid que l'on a vu le plus grand nombre d'individus atteints, et qu'on a eu à constater les plus nombreux décès.

*

Cette influence n'a pas été remarquée cependant chez les militaires, plus exposés peut-être que tous autres à subir les effets de la température extérieure. Beaucoup d'entre eux sont tombés malades brusquement, sans prodromes, et la cause en question ne peut pourtant être invoquée.

En résumé, comme notre compte-rendu ne doit rien affirmer sans preuves, nous pouvons, tout en signalant ces causes générales, alléguer qu'elles échappent à une appréciation précise, et que dans ce sens la question ne peut être nettement tranchée.

Influences locales. — Dans la garnison de Besançon, le tiers des décès en temps ordinaire est produit par la fièvre typhoïde. Or, les conditions d'hygiène générale pour les troupes sont aussi bonnes qu'ailleurs : les casernes sont belles et aussi salubres que dans les autres villes ; l'alimentation du soldat est la même que partout, et cependant la fièvre typhoïde est plus fréquente dans la garnison de Besançon que dans toute autre garnison ; elle y existe à l'état endémique, et sévit assez souvent, comme dans le cas actuel, d'une manière épidémique. La ville de Besançon présenterait-elle donc quelque chose de spécial au point de vue géographique, climatérique, ou au point de vue de la salubrité, de la propreté, de la construction des habitations, etc.?

Ce problème est resté pour nous sans solution. Les hôpitaux militaires renferment toujours, toute proportion gardée, un nombre relatif de malades plus considérable que les hôpitaux civils et la clientèle particulière; ce qui tient aux influences spéciales défavorables qui pèsent sur le soldat, comme par exemple l'agglomération, le déplacement vers les grands centres, l'acclimatation, etc. Mais cela n'explique pas la proportion supérieure des cas de fièvre typhoïde dans la garnison de Besançon relativement aux autres villes de guerre.

Dans la pratique civile de notre cité, ce fait est moins appréciable. On ne peut guère que signaler le retour plus ou moins fréquent d'épidémies du genre de celle-ci, et l'apparition de cas assez nombreux de fièvre typhoïde chaque année au retour de la mauvaise saison. Il n'y a rien là de particulier à notre ville, et la même chose se retrouve à peu près partout. Malgré nos investigations, rien ne peut donc expliquer encore le fait signalé à propos de la population militaire, fait que nous enregistrons, mais dont la raison nous échappe encore.

Quant aux causes de maladie qui pourraient être inhérentes aux différents quartiers de la ville, rien de particulier à constater. L'épidémie a sévi partout dès son début. Tous les quartiers ont fourni des malades à soigner et des décès à constater. L'épidémie en ville n'a pas même d'itinéraire à décrire.

Une chose à remarquer, c'est que la population *extra muros* et la garnison des forts extérieurs ont été moins éprouvées que les habitants de la ville. Pour les forts, leur situation élevée ne saurait être citée comme cause de cette immunité relative ; car la citadelle, dont la situation topographique est analogue, a envoyé de nombreux malades dans le service militaire.

Agglomération. — Passant à l'influence que l'agglomération des individus en un même local a pu avoir sur le développement de la fièvre typhoïde, nous nous occuperons d'abord des casernes.

Tous les corps composant la garnison, toutes les casernes de la ville, la citadelle, et même la gendarmerie, ont fourni leur part à l'épidémie dans les proportions que nous avons indiquées précédemment, proportions que nous avons rapportées plutôt à la constitution des sujets atteints qu'à leur casernement.

Le pénitencier militaire, dont les habitants se trouvent dans des conditions hygiéniques défectueuses sous le rapport de la privation d'exercice, du travail sédentaire, de l'alimentation, de l'encombrement, n'a pas fourni un seul cas de fièvre typhoïde. Cependant il est peuplé de jeunes soldats de vingt-deux à vingt-trois ans, engagés volontaires pour la

plupart, et dont les habitudes antérieures ne sont pas diri-
gées par une hygiène bien régulière.

La population de Bellevaux, qui comprend un hospice de
jeunes gens, de vieillards et d'incurables, un dépôt de men-
dicité et une maison de détention, n'a présenté, sur une
agglomération de cinq cents individus, que deux cas de
fièvre typhoïde, dont un mortel, cas survenus dans le personnel des détenus. Deux autres cas se sont maintenus aux
simples proportions d'un état muqueux sans fièvre et sans
complication.

Les communautés religieuses n'ont rien présenté de bien
important à noter. Les sœurs de la Charité et les sœurs
garde-malades n'ont eu dans leurs couvents aucune malade
atteinte de fièvre typhoïde, la Sainte-Famille n'en a eu
qu'une seule. D'autres établissements ont été moins heureux. Ainsi l'un d'eux a présenté pendant toute la durée
de l'épidémie, et du début jusqu'à la fin, une série successive
de cas de fièvre typhoïde, se suivant à une quinzaine de
jours d'intervalle. Une maison analogue à celle-ci, où les
conditions d'emménagement et de bien-être sont très infé-
rieures, et où une trentaine de jeunes filles vivent ensemble
dans une même chambre servant de dortoir, d'atelier et de
réfectoire, n'a eu qu'une seule malade, qui a été évacuée à
l'hôpital.

Parmi les établissements destinés à l'instruction de la
jeunesse, la plupart ont à compter des cas plus ou moins
nombreux et quelques décès. Le lycée, le collège catholique,
le séminaire, l'école normale des instituteurs, l'établisse-
sement des frères de Marie et celui de la maîtrise, le pensionnat du Sacré-Cœur, ont eu tous quelques élèves atteints.
Le mal ne s'est pas cependant propagé dans ces maisons
d'une manière inquiétante, et les décès ont été relativement
peu nombreux. Les médecins chargés du service sanitaire
de ces institutions ont tous à présent pour habitude de faire
évacuer immédiatement dans leur famille les jeunes gens
présentant les plus légers symptômes : précaution aussi pro-

fitable aux malades eux-mêmes qu'à leurs condisciples encore bien portants.

Dans l'institution des sourdes-muettes, dans le pensionnat de Saint-Ferréol hors de ville et à l'école normale des institutrices, il n'y a eu que des indispositions sans gravité et étrangères à l'épidémie. Cette dernière maison cependant perdait jusqu'ici chaque année quelques jeunes filles par suite de fièvre typhoïde. Mais des mesures hygiéniques ont été prises par l'administration académique ; des réparations ont été faites dans le but d'assainir l'établissement et de désinfecter les latrines ; les moments de récréation ont été allongés ; des promenades au dehors ont été recommandées aussi souvent que le temps le permettait. A la suite de ces sages réformes, l'état sanitaire s'est notablement amélioré, et cette réunion de jeunes personnes a traversé saine et sauve les diverses phases de l'épidémie qui nous occupe.

Si nous envisageons maintenant la question d'agglomération par rapport aux quartiers de la ville, aux maisons, aux appartements, nous ne saurions signaler là aucune influence qui ait pesé dans la propagation de l'épidémie. Les faits nombreux avancés à ce sujet par la plupart de nos confrères nous conduisent aux conclusions suivantes :

1° La plupart des établissements renfermant une agglomération d'individus aptes par leur âge à subir l'influence du mal, paraissent avoir été, sauf de rares exceptions, également atteints.

2° Dans ces établissements, de même que dans les quartiers, maisons, appartements, l'encombrement ne paraît pas avoir joué un rôle important dans la propagation de l'épidémie.

Contagion. — A Paris, on ne croit guère à la contagion de la fièvre typhoïde. Dans les centres moins considérables, on y croit davantage. Dans les campagnes, on y croit presque généralement. Cette opinion n'est ni un effet de l'ignorance ni un effet de la peur ; elle est basée sur des preuves, elle est scientifique. Pour cette épidémie en particulier, on a vu dans les familles renfermant plusieurs enfants, la maladie frapper quelques-uns d'entre eux non simultanément, mais successivement.

A l'hôpital, on a eu à traiter dans le service des femmes plusieurs domestiques (une dizaine environ) venant de familles où la maladie avait régné, et où ces filles avaient donné leurs soins aux personnes atteintes. De plus, l'invasion de la fièvre typhoïde chez ces malades datait de la mort ou de la convalescence des personnes qu'elles avaient soignées. En Irlande, on a étudié cette question de la contagion du *typhus fever* et de l'époque probable de sa transmission. On a remarqué que cette époque était celle de la convalescence. Aussi, à Dublin, éloigne-t-on dans des salles spéciales les convalescents, et l'on a remarqué que les cas de contagion étaient devenus moins fréquents à la suite de cette mesure.

Ce n'est pas à dire pour cela que la fièvre typhoïde soit continuellement, forcément contagieuse; mais elle peut l'être exceptionnellement, pendant une épidémie par exemple. Alors elle le devient non par suite d'un contact immédiat comme la syphilis, mais par le contact médiat et le séjour habituel dans un milieu infecté. La transmission ne s'effectue alors ni par infection seule, ni par contagion seule, mais par la réunion simultanée de ces deux modes de propagation. En un mot la fièvre typhoïde est *infecto-contagieuse*.

Notons cependant qu'à l'hôpital, dans le service militaire, on n'a remarqué que quatre cas de fièvre typhoïde contractés dans les salles : deux dans le service des blessés, qui est séparé, et deux parmi les malades affectés de maladies internes. Le service des vénériens a été respecté par la fièvre typhoïde. Dans les salles bourgeoises, un seul cas a été contracté à l'hôpital, par un homme qui y était entré pour une autre affection. Chez les petites filles de la charité, qui habitent un local annexé à l'hôpital, il y a eu trois cas de fièvre à forme muqueuse. Le personnel domestique de l'hospice n'a pas été touché. La communauté religieuse des hospitalières a présenté deux cas, dont un mortel.

En résumé, à propos de ce chapitre de l'étiologie, et à la suite des faits relatés dans nos discussions, nous sommes arrivés à conclure ainsi : Les épidémies de fièvre typhoïde étant ordinairement infecto-contagieuses, l'épidémie actuelle n'a rien présenté qui puisse modifier cette opinion, et ressemble sous ce rapport aux épidémies antérieures.

Symptômes.

Prodromes. — La fièvre typhoïde s'est déclarée très souvent après plusieurs jours de malaise. Souvent aussi elle a éclaté d'emblée et sans prodromes. Chez les militaires, ce début brusque s'est rencontré un grand nombre de fois. Les hommes sortaient bien portants de leur service ; puis, subitement indisposés, ils allaient consulter leur médecin, qui les envoyait à l'hôpital, et dès leur entrée la maladie était déjà accentuée. On aurait été disposé à prendre ces invasions sans prodromes pour des accès de fièvre intermittente, tant elles étaient brusques, si l'ensemble des symptômes et la suite de la maladie n'avaient bientôt fait reconnaître la nature de l'affection. Ce mode d'invasion a été très fréquent dans la garnison. Dans la clientèle civile, il a été observé aussi un grand nombre de fois, et principalement chez les femmes prises au moment de leurs règles ou soumises aux influences de l'allaitement.

A propos de cette coïncidence avec l'apparition des règles, une remarque a été faite qui a trouvé parmi nous quelques adhésions. Au début de la fièvre typhoïde, il existe une disposition hémorragique. Or, une femme peut être atteinte non pas à l'époque menstruelle, mais dans un moment plus ou moins rapproché de cette époque. Une hémorragie se fait alors par l'utérus, et la femme croit à l'apparition de ses règles, tandis que l'on a affaire à une hémorragie typhoïde se produisant dans un organe prédisposé. Des interrogations faites aux malades dans le sens de cette observation permettent de lui accorder une certaine valeur.

Lorsque la fièvre typhoïde a eu ainsi une invasion brusque et en quelque sorte foudroyante, elle a presque toujours présenté une forme grave. Les fièvres à forme ataxique ont le plus ordinairement débuté de cette façon, et elles ont fait les plus nombreuses victimes.

Les prodromes ont existé aussi dans un très grand nombre de cas, et voici les phénomènes qu'on a remarqués alors :

Perte d'appétit, absence de goût, langue saburrale, parfois vomissements bilieux, ordinairement constipation ; — céphalalgie légère, insomnie ; — hémorragies nasales assez fréquentes ; — pertes des forces, douleurs articulaires ou rhumatoïdes ; — frissons légers, irréguliers, avec horripilation. Tels ont été les symptômes les plus accentués de cette période prodromique, dont la durée a été très variable, oscillant entre quelques jours et plusieurs semaines.

Invasion. — Que la maladie eût été ou non précédée de prodromes, le malade était forcé de prendre le lit par suite d'une prostration, d'une résolution complète des forces et d'une céphalalgie extrêmement douloureuse. Alors le pouls devenait fréquent, la peau chaude, et on entrait en plein dans la première période de la maladie. Parmi les symptômes observés en ce moment, l'état de la langue a varié dans les diverses phases de l'épidémie. Ainsi, dans les mois d'octobre, novembre et décembre, on trouvait ordinairement à l'invasion un état saburral et bilieux, puis la langue se séchait, et la forme spéciale de la maladie se déclarait. En janvier et février, la langue était le plus souvent rouge, pointue et sans enduit ; il y avait sensibilité épigastrique ; puis également la langue se séchait bientôt, et la forme spéciale de la maladie se dessinait.

Il était du reste impossible au début de préciser quelle serait la forme et la gravité du mal. Des malades présentant alors un appareil symptômatique effrayant, offraient au bout de quelques jours un état bénin qui guérissait facilement ; tandis que d'autres, paraissant très légèrement atteints d'abord, prenaient en quelques jours un aspect des plus alarmants, et marchaient promptement vers une terminaison funeste.

A partir de l'invasion, la maladie franchement déclarée a revêtu, chez les sujets atteints, différentes formes que nous avons divisées en 1° forme muqueuse ou légère, 2° forme adynamique, 3° forme ataxique. La forme inflammatoire et la forme bilieuse décrites par les pathologistes ne se sont pas présentées. Enfin on a eu à observer des formes complexes résultant du croisement ou de la succession des symptômes appartenant à chacune des formes primitives que nous venons d'énumérer.

1. Forme muqueuse ou légère.

Les cas les plus simples et les plus bénins se sont présentés sous l'apparence d'un état muqueux ou d'un embarras gastro-intestinal sans réaction fébrile : le pouls était normal ; la langue plate, blanche, humide ; l'appétit nul ; il y avait un peu de céphalalgie, quelques frissons, des douleurs musculaires, des urines épaisses. Les malades ne s'alimentaient pas, restaient faibles, quittaient forcément leurs occupations. Malgré un traitement évacuant, ce malaise persistait de vingt-cinq à trente jours et même davantage. Ce n'était certes pas là l'embarras gastrique, dont les caractères sont bien connus et dont le traitement est si efficace ; c'était la manifestation la plus légère du génie épidémique ; et malgré l'apparence si bénigne des symptômes, il était impossible de prévoir si l'affection conserverait jusqu'au bout ce caractère peu redoutable, et si elle ne prendrait pas un jour un cachet plus grave. Cette forme, rare dans les premiers mois de l'épidémie, est devenue plus commune depuis le mois de janvier, et a affecté une assez grande quantité d'enfants.

A côté de cette forme bénigne, viennent les cas d'intensité plus grande qualifiés vulgairement parmi nous du nom

**

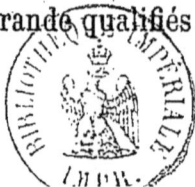

de fièvre muqueuse. Ces fièvres muqueuses font, pour la gravité des manifestations morbides, une espèce d'échelle graduée, depuis la forme que nous venons de décrire jusqu'aux formes graves de la fièvre typhoïde.

Les symptômes le plus fréquemment observés ont été :

1° Du côté du tube digestif, la langue saburrale, l'inappétence, dans la grande majorité des cas la constipation, quelquefois la diarrhée, les vomissements bilieux souvent opiniâtres, le gargouillement dans la fosse iliaque droite.

2° Du côté de la circulation, des hémorragies nasales assez répétées, et survenant à toute période de la maladie.

3° Du côté de la poitrine, une toux habituelle avec râles humides.

4° Du côté de l'appareil urinaire, des urines troubles et assez rares.

5° Du côté du système nerveux, la céphalalgie, une surdité légère non persistante, un délire calme survenant la nuit, et ne consistant pour ainsi dire que dans des rêvasseries.

6° Du côté de la peau, la chaleur, la sécheresse ; vers la fin de la maladie la moiteur, et comme phénomènes éruptifs, des taches rosées lenticulaires presque nulles et des sudamina très rares.

7° Enfin, ces symptômes s'accompagnaient d'un appareil fébrile continu plus ou moins intense, avec exacerbation marquée vers le soir et transpiration le matin, le tout parfaitement réfractaire à l'action du sulfate de quinine.

Comme variétés secondaires dépendant de cette forme, et résultant de la prédominance des symptômes du côté de certains organes, on a noté par ordre de fréquence : 1° une *forme intestinale*, caractérisée spécialement par les troubles du côté des fonctions abdominales ; 2° une *forme pectorale*, caractérisée par une bronchite formant à elle seule la plus grande partie de la maladie, et persistant pendant toute la durée de l'état général; 3° une *forme gastrique*, avec douleurs vives à l'épigastre, langue chargée et jaunâtre, constipation souvent opiniâtre, vomissements bilieux et nausées fréquentes.

La durée moyenne de la fièvre typhoïde à forme muqueuse a été de vingt à trente jours.

II. Forme adynamique.

Etablissons dès à présent que cette forme s'est présentée sous deux aspects distincts. La première variété, que l'on peut considérer comme la forme adynamique franche et dégagée de toute complication, était caractérisée par une prostration extrême et de la stupeur, l'intelligence restant intacte ou peu s'en faut. Il existait des sudamina nombreux ; le pouls était lent, mou; l'impulsion du cœur peu accentuée; la circulation d'une faiblesse extrême. La langue était molle, humide, le goût aboli, le ventre plat, les déjections d'urine et de fèces involontaires. Les stimulants employés même énergiquement étaient sans effet. Les sujets affectés étaient en un mot sérieusement compromis par un degré extrême d'adynamie sans complication d'aucune nature.

Dans la seconde variété, on trouvait au contraire la fièvre, la fréquence du pouls, la chaleur de la peau, les transpirations abondantes, et la prédominance de certaines formes, pectorale, abdominale, et surtout hémorragique. C'était l'adynamie avec fièvre et complication.

Une fois la maladie constituée dans le sens de l'une ou de l'autre de ces variétés, le caractère persistait pendant toute la durée de l'affection et jusqu'à sa terminaison.

Dans la fièvre adynamique envisagée d'une manière générale, nous devons exposer les symptômes prédominants le plus fréquemment observés.

Comme habitude extérieure, viennent au premier rang la prostration et la stupeur, puis l'amaigrissement, l'hébétude de la face, la pulvérulence des narines, les sueurs profuses vers le déclin de la maladie.

La peau a présenté des sudamina nombreux apparaissant, assez souvent comme signes précurseurs de la convalescence, des taches rosées lenticulaires visibles ordinairement dès le second septénaire, enfin des taches pétéchiales dans quelques cas très rares. Les escarres ont été observées comme d'habitude sur le sacrum, les talons et au niveau du grand trochanter. Chez les militaires affectés de fièvre à forme grave, ces escarres se sont manifestées de bonne heure. Enfin on a signalé plusieurs cas de gangrène spontanée : cette lésion s'est produite sur des plaques pétéchiales et à l'anus chez un jeune homme, sur les organes génitaux chez un adulte, et à la fesse chez une femme.

Parmi les symptômes sous la dépendance du système nerveux, viennent en premier lieu le délire, le subdélire, les rêvasseries, puis l'affaiblissement de l'intelligence, la surdité, le tremblotement de la langue et l'oubli de la part du malade de la retirer une fois sortie, la paralysie des viscères (rectum, vessie) avec incontinence ou rétention des excrétions, la paralysie de l'œsophage caractérisée par la suffocation ou la régurgitation au moment de l'ingestion des liquides, qui tombent lourdement dans l'estomac, après avoir traversé l'œsophage comme un tube inerte. Enfin, nous signalerons comme phénomènes plus rares, la raideur des membres, le hoquet et les syncopes. Ces dernières se sont présentées quelquefois indépendamment de toute hémorragie, et même on a noté chez deux ou trois malades une espèce d'état syncopal persistant pendant un temps assez long. Quelques-uns de nos confrères ont mentionné des cas d'affaiblissement de la faculté visuelle et même de cécité indépendante d'une lésion cérébrale déterminée : ces faits ne reposent pas cependant sur des observations très positives.

Du côté de la circulation, on a noté l'état du pouls et les hémorragies. Dans la première variété de la forme adynamique que nous avons admise, le pouls était mou, peu fréquent, le cœur battait sans énergie et presque sans impulsion appréciable, un des deux bruits manquait parfois à l'auscultation. Dans la seconde variété, le pouls était vif, développé, mais ondulant et dicrote.

Quant aux hémorragies, les plus fréquentes ont été les hémorragies nasales ; on les a observées à toutes les époques de la maladie ; elles sont devenues parfois inquiétantes par leur fréquence ou leur abondance ; elles ont même amené la mort.

Les hémorragies intestinales sont survenues encore un assez bon nombre de fois, ordinairement abondantes, en général graves, souvent mortelles.

Puis on a signalé aussi l'expuition sanguinolente provenant de la bouche et du pharynx, et enfin un cas d'hémorragie pulmonaire terminée par la mort. Les hémorragies graves ont donc été la conséquence de l'altération du sang spéciale à la fièvre typhoïde, aussi bien que du travail ulcératif dont l'intestin est le siége.

L'appareil respiratoire a été très souvent compromis. Un grand nombre de malades présentaient une toux fréquente, opiniâtre, qui aurait pu dans le début masquer la maladie principale et faire croire à une affection des bronches ou des poumons, tandis qu'on avait affaire à une véritable fièvre typhoïde.

La congestion passive du poumon désignée du nom de *pneumonie hypostatique* doit être plutôt mentionnée ici comme symptôme que comme complication. Cet état s'est présenté un très grand nombre de fois, il a entraîné souvent la mort. Tout au moins dans les ouvertures cadavériques d'individus morts avec la forme adynamique de la fièvre typhoïde, l'hypostase pulmonaire a été presque constamment remarquée. Cette hypostase n'existait parfois que d'un côté ; le plus ordinairement elle affectait les deux poumons.

Enfin un grand nombre de symptômes importants doivent être rapportés au tube digestif. La langue était en général sèche, pointue et rouge aux bords et à la pointe, avec un petit enduit blanc en liséré ; on l'a trouvée plus rarement saburrale ; elle se calcinait très vite et devenait fuligineuse ainsi que les dents et les lèvres. En général il y avait rapport direct et constant entre la mollesse et l'humidité de la langue, et la souplesse et la moiteur du côté de la peau ; le même rapport existait pour la sécheresse de la peau et de la muqueuse linguale.

Dans la bouche il s'est produit fréquemment une exsudation pultacée analogue au muguet, se rapprochant rarement de l'aspect diphthéritique, et envahissant le voile du palais, le pharinx, la langue et parfois la muqueuse des joues et les gencives. Cette éruption s'accompagnait souvent de mal de gorge, de salivation, et apparaissait par points isolés et par plaques discrètes qui ne tardaient pas à devenir confluentes, et à envahir une bonne partie de la cavité buccale.

On a remarqué aussi une coloration particulière de la muqueuse gingivale, affectant surtout la gencive inférieure, et caractérisée par une teinte nacrée qui n'était point un enduit, mais faisait partie du tissu même, et qui ne se modifiait pas par le frottement. On aurait plutôt écorché la muqueuse qu'enlevé cette coloration. Ce symptôme, noté dans cette forme de fièvre typhoïde, ne lui est pas spécial, et se présente également dans d'autres maladies.

La région épigastrique était rarement douloureuse, excepté dans les cas de tympanite. Il y a eu quelquefois des vomissements.

Le ventre était peu sensible à la pression, si ce n'est dans la fosse iliaque droite et dans le cas de gargouillement, de tympanite ou de diarrhée. La tympanite a été assez fréquente ; mais dans les fièvres à marche lente, quand arrivait l'épuisement, le ventre tombait complétement et se ratatinait en quelque sorte. Le gargouillement dans la fosse iliaque droite s'est presque constamment rencontré.

Quant à la diarrhée, on l'a observée moins fréquemment que d'habitude. La constipation ou la tendance à la constipation doit plutôt être signalée comme spéciale à l'épidémie actuelle.

Le foie et la rate n'ont donné lieu à aucune remarque pour la symptomatologie.

Les urines étaient rares, ordinairement acides, troubles et de couleur foncée.

La durée moyenne de la fièvre typhoïde à forme adynamique a été de trente à cinquante jours.

III. Forme ataxique.

Nous ne mentionnerons ici que les symptômes distinctifs particuliers à cette forme.

Très souvent la fièvre à forme ataxique a eu un début brusque; presque toujours sa marche a été rapide et funeste. La céphalalgie était très vive, localisée surtout à la région occipitale, et ne persistant que peu de temps. Les organes des sens étaient ordinairement surexcités au début; ainsi il y avait alors exaltation de la vue et même de l'ouïe, photophobie et hypercousie.

Un signe à noter dans les cas graves est l'injection rosée du globe oculaire; les deux yeux étaient parfois congestionnés de cette manière, mais parfois aussi l'un d'eux l'était beaucoup plus que l'autre. Ce signe a toujours été d'un pronostic très grave.

Fréquemment on a pu observer une rougeur subite d'une des joues, rougeur indépendante du décubitus, et résultant d'un raptus sanguin analogue à ce qu'on remarque dans la méningite des enfants.

Les malades exhalaient une odeur spéciale, aigre, mordicante, plus facile à percevoir qu'à décrire, et différant de l'odeur urineuse qu'on désigne communément du nom d'odeur de souris.

Du côté de l'appareil locomoteur, on a vu toutes les aberrations possibles de mouvements musculaires, jactitation, raideur, crampes, contractures, soubresauts des tendons, convulsions, tremblement, carphologie, en un mot tous les troubles profonds de la motilité.

De même les fonctions intellectuelles ont présenté toutes les formes de délire et d'hallucination. Quelquefois, malgré les désordres marqués des mouvements, l'intelligence restait presque intacte. Et l'on pourrait admettre encore comme caractère spécial de notre épidémie, la persistance d'un certain degré d'intelligence dans la forme ataxique franche non compliquée d'adynamie.

Les viscères excréteurs étaient affectés soit de rétention soit d'incontinence des matières. La langue devenait plus rarement fuligineuse que dans la forme adynamique. Les hémorragies étaient aussi très peu fréquentes. Enfin la peau s'est couverte souvent, à l'approche du terme presque toujours funeste de la maladie, d'une sueur profuse, légèrement poisseuse, qui n'était pas cependant encore la sueur visqueuse de l'agonie.

La durée de la fièvre typhoïde à forme ataxique a été en général très courte, la mort arrivant rapidement. Dans les cas rares où la maladie n'a pas eu d'issue funeste, l'adynamie a succédé à l'ataxie.

Marche. Complications. Terminaison.

Marche. — Pour la marche de la maladie, nous avons à l'étudier sous deux points de vue : 1° marche de la maladie chez les sujets affectés ; 2° marche de l'épidémie en ville.

1° Marche de la maladie. Disons d'abord que nul de nous n'a pu observer ces périodes déterminées par les classiques, qui forment dans la fièvre typhoïde des phases successives à symptomatologie distincte. Nous n'avons constaté qu'une série de faits continus, à marche d'abord progressive vers un état pire, puis à marche décroissante, lorsque l'affection devait se juger d'une manière favorable.

Ce que nous devons surtout mentionner ici, c'est la fusion

où la succession des formes primordiales de la fièvre typhoïde que nous avons décrites à l'occasion des symptômes.

A part les cas où la forme ataxique s'est présentée d'emblée, la maladie a presque toujours revêtu au début la forme muqueuse. Chez certaines personnes, ce caractère persistait jusqu'à la terminaison. Chez les autres, au bout d'un laps de temps qui variait entre huit et vingt jours, la maladie prenait le cachet véritablement typhoïde à forme ataxique, ou dans l'immense majorité des cas à forme adynamique.

Comme forme complexe, on a rencontré aussi le mélange de l'ataxie et de l'adynamie, d'où résultait l'état ataxo-adynamique , c'est-à-dire l'état typhoïde à son apogée de développement , d'un pronostic presque constamment mortel.

Si l'on a vu ainsi l'ataxie, l'adynamie, l'ataxo-adynamie, succéder à la forme muqueuse, jamais au contraire on n'a vu cette forme bénigne dériver d'une forme grave. La marche envahissante jusqu'au moment de la période de décroît a toujours été la règle.

2° Marche de l'épidémie. Rien de bien saillant à noter ici. La maladie n'a eu en ville ni foyer de prédilection, ni point de départ déterminé. L'hôpital même ne saurait être considéré comme un centre d'infection. Dès le mois d'octobre, les cas de fièvre typhoïde se sont montrés en plus grand nombre que d'habitude et dans les quartiers les plus opposés ; puis ils sont allés en augmentant de nombre. Vers la fin de décembre et en janvier, l'épidémie a atteint ses proportions les plus intenses, tant sous le rapport du nombre des cas que sous celui de leur gravité. En février, on a eu affaire à des formes moins sérieuses ; puis le nombre des personnes atteintes s'est restreint de plus en plus, et, en mars, l'état épidémique a fait place à l'état endémique.

La forme muqueuse a prédominé surtout au début et à la fin de l'épidémie. En janvier, moins fréquente chez les adultes, elle s'est manifestée surtout chez les enfants, qui en général ont été légèrement atteints, et n'ont offert qu'une mortalité relative peu considérable.

Complications. — L'hypostase pulmonaire, les hémorragies intestinales, la gangrène ayant été mentionnées dans l'énumération des symptômes, nous ne faisons que les rappeler ici pour mémoire au nombre des complications qu'on a observées dans la marche régulière de la maladie.

Une des complications les plus graves et les plus fréquentes a été l'épanchement cérébral de nature séreuse, accident amenant ordinairement la mort. Nous citerons aussi la péritonite par perforation intestinale, dont le pronostic est inévitablement mortel, — les parotides suppurées, dont la signification pronostique a été beaucoup plus grave dans le cours de la maladie que dans la convalescence, — les furoncles, les abcès multiples, complication assez rare, — enfin des accidents nerveux se rapprochant assez d'un accès pernicieux, avec ou sans douleur du côté de la rate.

La question des récidives, soulevée dans cette discussion, n'a donné que des résultats douteux, et l'on n'a pu déterminer sur des preuves certaines si une fièvre typhoïde antécédente est une cause constante d'immunité ultérieure.

Quant aux rechutes, il en a été constaté plusieurs, presque toujours graves.

Terminaison. — L'issue de la maladie comporte deux résultats, la mort ou la convalescence.

La mort a été causée dans la majorité des cas par les accidents du côté du système nerveux : ainsi la plupart des malades atteints de fièvre ataxique ou ataxo-adynamique ont succombé. Les hémorragies et les perforations intestinales ont causé aussi quelques décès. Enfin une cause assez fréquente de mort a été fournie par l'état de la poitrine, par l'hypostase pulmonaire amenant la splénisation d'une partie des poumons, et par suite l'asphyxie. Celle-ci a été parfois aussi le résultat d'une cause purement nerveuse, d'un défaut dans l'innervation du pneumo-gastrique frappé de stupeur comme tout l'appareil nerveux.

Un fait qui ne s'est pas présenté dans la clientèle particulière, mais qui s'est reproduit plusieurs fois à l'hôpital, a été la mort subite. Messieurs les médecins militaires en ont vu trois ou quatre cas, dont un chez un convalescent. A l'autopsie des sujets morts de cette manière, on a trouvé les lésions caractéristiques de la fièvre typhoïde, mais rien de particulier pour expliquer la mort subite. Chez un de ces malades cependant, le cœur était volumineux, ramolli, avec distension des cavités droites par du sang noir, et présence d'un caillot fibrineux formé probablement *in extremis.* Cette disposition a pu favoriser la mort subite.

Dans le service civil de l'hôpital, se sont présentés trois cas analogues :

1° Un jeune homme, dans le cours d'une fièvre ataxoadynamique jusque-là sans accidents notables, est mort subitement en se retournant dans son lit. L'autopsie n'a pu être faite.

2° Une jeune fille au déclin de la maladie, présentant encore la veille le pouls à 110, offre un matin à la visite le pouls à 30 ; la parole est lente et faible. On lui administre des excitants. Le soir elle meurt subitement. A l'autopsie on ne trouve que les lésions ordinaires de la fièvre typhoïde.

3° Une jeune femme au déclin de la maladie, mangeant déjà, éprouve tout à coup un sentiment de faim assez vif, demande de la nourriture, et meurt immédiatement. A l'autopsie on trouve une apoplexie méningée autour du bulbe rachidien.

A part ce dernier cas, où la lésion anatomique explique la mort dans ces conditions, il est difficile de préciser la cause de ces accidents subits. Pour plusieurs d'entre nous, cette cause serait une syncope : quelques malades ont eu en effet des syncopes graves qui ont été sur le point d'amener la mort. Cependant, pour ne pas élever une hypothèse discutable, et en l'absence de preuves confirmées, nous nous bornons à enregistrer ces faits sous le titre de *morts subites sans cause expliquée.*

Quand la fièvre typhoïde a eu une issue favorable, la convalescence a été en général très longue et laborieuse. De nombreux accidents sont venus entraver sa marche, et même parfois la mort est arrivée alors que l'affection primitive était à juste titre considérée comme guérie.

Parmi les complications nombreuses survenues alors, et dont plusieurs d'entre nous ont relaté des exemples, nous citerons seulement l'affaiblissement temporaire des facultés intellectuelles, la paralysie de certains viscères comme la vessie, ou de l'un des membres, l'angioleucite et même la phlébite, les parotides suppurées, les orchites avec ou sans suppuration, les otorrhées, les accès de fièvre intermittente à type régulier, sans antécédent d'affection intermittente préalable, etc.

La mort survenue dans la convalescence a été occasionnée soit par cet état de marasme et d'épuisement nerveux d'où nul moyen ne peut retirer le malade, soit plus fréquemment par une affection cérébrale. Dans ce dernier cas, le développement de la lésion, qui plus tard amenait la mort, était d'abord insidieux et obscur, et ne se manifestait souvent que par des vomissements d'influence cérébrale dont il était impossible à priori de déterminer la cause ; le malade parfois reprenait même un peu de force et d'embonpoint ; mais bientôt le mal se dessinait d'une manière plus précise, et un pronostic mortel, inévitable du reste, pouvait être porté, et ne tardait pas à se réaliser complétement.

Pronostic.

Le pronostic varie énormément suivant la forme spéciale de fièvre typhoïde.

La forme ataxique et ataxo-adynamique a presque constamment amené la mort. Dans le service militaire, les décès qui en ont été la conséquence se sont produits dans la proportion de 8 décès sur 10 cas. Dans la clientèle civile, il y a eu environ 9 décès sur 10 cas.

La forme adynamique a été moins meurtrière. Dans le service militaire, on comptait en moyenne 1 décès sur 7 cas ; dans la clientèle civile, 1 décès sur 4 cas. Il est à noter d'une manière spéciale que, pour cette forme, la mortalité a été sensiblement moins forte à l'hôpital qu'en ville.

Quant à la forme muqueuse, pas de décès, si ce n'est par suite de complication inattendue, comme la perforation de l'intestin ou la mort subite, accidents rares dans notre épidémie, qui se sont cependant produits parmi les militaires dans cette forme bénigne de l'affection.

La fièvre typhoïde des enfants a en général revêtu la forme légère : chez eux la mortalité a été faible relativement au nombre des cas et comparativement aux adultes ; on a dû très rarement recourir pour eux à un traitement actif.

Anatomie pathologique.

Dans le service hospitalier civil et militaire, la plupart des autopsies ont été faites.

Dans tous les cas, même dans les cas rapides, les lésions intestinales caractéristiques de la fièvre typhoïde ont été rencontrées. Les plaques molles et dures, les ulcérations, l'altération des ganglions mésentériques, ont été observées en nombre plus ou moins grand et à toutes les périodes de développement. On a peu souvent constaté le pigment des villosités simulant la barbe fraîchement rasée. Parfois on a trouvé des escarres avec petits caillots hémorragiques. Les perforations de l'intestin ont été rares.

Le foie a été souvent hypertrophié.

La rate a présenté l'engorgement habituel, surtout dans les cas de date récente. Pour ceux qui mouraient après vingt-cinq ou trente jours de maladie, il n'y avait chez les uns qu'un reste douteux d'hypertrophie ; chez d'autres l'engorgement persistait aussi considérable que dans les premiers jours.

Les poumons dans la grande majorité des cas étaient gorgés de sang et affectés de congestion hypostatique arrivée à l'état de splénisation. L'hépatisation n'a été notée qu'une seule fois.

L'opinion de Stokes sur le ramollissement du cœur a pu une fois être vérifiée. Un homme est entré à l'hôpital après trente-cinq jours de maladie, avec adynamie profonde, refroidissement de la peau et des extrémités, pouls très mou, pulsations cardiaques impossibles à percevoir, bruits du cœur presque insensibles. A la mort, on a trouvé un cœur flasque, décoloré, se déchirant comme du foie.

Du côté du cerveau, les lésions consistaient surtout en une stase sanguine dans les vaisseaux méningiens et une infiltration assez considérable de sérosité sous l'arachnoïde.

Statistique.

Les chiffres fournis à la statistique par les divers services de l'hôpital sont très précis et ne sauraient être discutés. Dans la clientèle civile, le calcul ne peut être qu'approximatif. Cependant, pour les décès, il n'y a aucune objection à élever, puisque les notes que nous publions émanent directement des médecins vérificateurs. Quant à l'évaluation du nombre des cas traités en ville et dans la banlieue, nous nous sommes entourés de toutes les précautions possibles pour arriver à une appréciation exacte.

A l'hôpital, le service militaire a fourni 350 cas de fièvre typhoïde, tant bénins que graves. Sur ce nombre, il y a eu 39 décès. L'âge des individus décédés est compris entre 20 et 30 ans.

Dans les salles bourgeoises de l'hôpital Saint-Jacques, on a eu à traiter 232 cas de fièvre typhoïde tant bénins que graves, dont 138 dans le service des hommes et 94 dans le service des femmes.

Deux malades sont arrivés mourants à l'hôpital, un après 25 jours de maladie, l'autre après 29 jours; ils ont succombé quelques heures après leur entrée. Ces deux malades n'entrent dans la statistique de l'hôpital que pour mémoire et faute d'autre tableau pour les caser. Comme ils augmentent la statistique mortuaire, nous avons cru devoir signaler ce fait. Sur les 232 malades, il y a eu 27 décès, y compris les deux que nous venons de spécifier. Ces décès sont au nombre de 15 pour le sexe masculin et 12 pour le sexe féminin.

Sous le rapport de l'âge, ces décès se répartissent de la manière suivante :

De 10 à 20 ans, 8
De 29 à 30 — 12
De 30 à 40 — 6
De 40 à 50 — 1
Total, 27

L'hospice de Bellevaux, sur 4 sujets affectés, en a perdu 1 seul, jeune homme d'une vingtaine d'années.

La clientèle particulière a, d'après les renseignements que nous avons recueillis, offert *intrà muros* un nombre d'environ 650 à 700 individus atteints, soit légèrement, soit d'une manière grave. — Sur ce nombre, il y a 85 décès, répartis sous le rapport de l'âge de la manière suivante :

De 0 à 5 ans, 10 décès.
De 5 à 10 — 8 —
De 10 à 20 — 27 —
De 20 à 30 — 24 —
De 30 à 40 — 7 —
De 40 à 50 — 3 —
De 50 à 60 — 3 —
De 60 à 70 — 2 —
De 70 à 75 — 1 —
Total, 85

Sur ce nombre, il y a 38 décès pour le sexe masculin, 47 pour le sexe féminin. Total, 85.

Dans la banlieue, la circonscription des Chaprais, qui comprend Bregille, la Viotte et une partie de Saint-Claude, a présenté 30 cas de fièvre à forme muqueuse, typhoïde ou catarrhale moins franche que dans les cas observés en ville. Il y a eu à constater 4 décès, 2 pour le sexe masculin, 2 pour le sexe féminin. Les 2 hommes appartenaient à la période d'âge de 15 à 20 ans. Des 2 femmes, l'une était âgée de 32 ans, l'autre de 60.

De ces 4 décès, 2 proviennent de cas contractés et soignés dans la banlieue, et 2 de cas contractés et même déjà traités en ville ; ce qui réduit à 2 seulement les décès fournis par cette portion de la population.

Dans la circonscription de Saint-Ferjeux, à laquelle se rattachent la Malâtre, Casamène, Velotte et une partie de Saint-Claude, le nombre des cas traités s'élève à 30 environ. Sur ce nombre il y a 4 décès. Trois de ces décès appartiennent au sexe féminin et portent sur des personnes de 65, 24 et 14 ans. Au sexe masculin se rapporte un seul décès, garçon de 23 ans.

En résumant les renseignements puisés à ces diverses sources, et formant un total numérique des décès occasionnés par la fièvre typhoïde, nous arrivons au résultat suivant sous le rapport de l'âge.

Ages.	Nombre des décès.
De 0 à 10 ans,	17
De 10 à 20 —	40
De 20 à 30 —	78
De 30 à 40 —	13
De 40 à 50 —	4
De 50 à 60 —	3
De 60 à 70 —	4
De 70 à 80 —	1
Total,	160

Un tableau général indiquant le mois des décès et le sexe des décédés, donne le résultat ci-après :

	Sexe masculin.	Sexe féminin.	Total.
Octobre,	5	7	12
Novembre,	13	7	20
Décembre,	30	12	42
Janvier, -	20	17	37
Février,	22	16	38
Mars,	6	5	11
Total,	96	64	160

De toutes ces données, nous concluons qu'il y a eu dans cette épidémie, à Besançon, tant dans l'intérieur de la ville que dans la banlieue, environ 1,100 à 1,200 cas de fièvre typhoïde de forme bénigne ou de forme grave, dans le rapport d'environ trois cas légers à forme muqueuse pour un cas grave à forme typhoïde. Sur ce nombre, fourni par la population civile et militaire, on compte 160 décès, 96 pour le sexe masculin, 64 pour le sexe féminin; la proportion plus forte parmi les hommes tient à la population militaire; en défalquant les 39 décès fournis par elle, il reste pour la population civile 57 décès du sexe masculin pour 64 fournis par l'autre sexe.

C'est la période d'âge comprise entre 10 ou plutôt entre 15 et 30 ans qui compte le plus de victimes. Le mois de décembre fournit la statistique mortuaire la plus élevée, puis viennent les mois de février et janvier.

Comme terme de comparaison, nous dirons que l'année 1860 tout entière n'avait donné chez nous à la statistique que 45 décès par suite de fièvre typhoïde, y compris même les cas fournis par l'hôpital et la population militaire. Ainsi, dans l'espace de cinq mois et demi seulement, ce nombre a été dépassé de 115.

Traitement.

Nous diviserons le traitement en traitement préservatif, traitement abortif et traitement curatif.

1° *Traitement préservatif.* Aucune médication ne saurait mettre à l'abri de la maladie qui nous occupe. Les purgatifs pris à titre de précaution sont des moyens basés sur des préjugés inacceptables, et qui ne reposent sur aucun fondement rationnel. Celui qui se porte bien n'a nul besoin de médicament ; celui qui est sous l'imminence morbide n'évitera pas le coup qui l'attend.

Les seuls moyens que l'on puisse conseiller dans une épidémie du genre de celle-ci, consistent dans une hygiène aussi régulière et aussi bonne que possible, et dans l'éloignement. C'est dire assez que la médication préservative n'existe pas.

2° *Traitement abortif.* Nous ne pouvons que répéter ici la conclusion que nous venons d'émettre pour le traitement préservatif. Nous n'aurions même pas abordé ce sujet, s'il n'existait à Besançon, peut-être encore plus qu'ailleurs, une opinion qui a cours dans une partie du public, et qui paraît même soutenue par quelques médecins, opinion qui consiste à croire que l'on peut faire avorter une fièvre typhoïde à son début. L'expérience antérieure et les exemples puisés dans cette épidémie en particulier, nous ont tous convaincus qu'un individu sous le coup de l'invasion d'une fièvre typhoïde la subit fatalement, et qu'on ne parvient à *couper*, à *juguler*, que des fièvres typhoïdes qui n'existent pas.

3° *Traitement curatif.* Il serait plus rationnel peut-être de l'appeler *traitement modificateur.* Nul d'entre nous, en effet, n'a la prétention d'opposer à la fièvre typhoïde une médication curative spéciale. Cette maladie est le résultat probable d'un empoisonnement, dont le poison est encore inconnu, et dont on ignore aussi l'antidote. Le rôle du médecin se borne donc à surveiller la marche de la maladie, à la régulariser autant que possible, mais sans pouvoir attaquer son ennemi corps à corps, et sans pouvoir lui porter de coups décisifs. La médication est donc entièrement subordonnée à l'indication des symptômes.

La méthode de traitement à laquelle nous avons eu recours le plus souvent et avec le plus d'avantages, est la méthode évacuante. Les purgatifs, en effet, sont indiqués fréquemment, soit qu'on les considère comme un moyen de débarrasser l'économie du poison miasmatique, en agissant sur l'émonctoire choisi par la nature pour les principales manifestations symptomatiques, soit qu'on regarde le purgatif comme un simple moyen mécanique destiné à empêcher la stagnation des matières intestinales viciées sur la surface ulcérée du tube digestif.

Quant aux vomitifs, on les a administrés souvent au début de l'affection, soit à l'hôpital, soit en ville. Ils n'ont pas paru avoir de propriété spécifique, et n'ont pas influencé sensiblement la marche ultérieure et l'issue de la maladie.

Les émissions sanguines n'ont été que rarement employées, et personne n'a eu à se louer de leur usage dans les diverses formes de fièvre typhoïde.

Une indication qui s'est présentée très fréquemment, est celle du traitement tonique, spécialement par le quinquina. Ainsi les évacuants au début, puis les toniques, telle a été la médication généralement adoptée dans l'épidémie de cette année.

Comme conséquence de la médication tonique, on a dû recourir de bonne heure à l'alimentation des malades. Le vin et le bouillon ont été conseillés à une époque encore assez voisine du début de la maladie, sans qu'il en soit résulté d'accidents, et on les a remplacés aussitôt que possible par une nourriture plus substantielle.

Dans les cas légers, et dans la plupart des cas observés chez les enfants, on a pu se borner le plus souvent à la médication expectante.

Les complications n'ont réclamé que les moyens généralement dirigés contre elles. Une seule discussion s'est élevée à ce propos dans nos séances, c'est au sujet des pneumonies non hypostatiques survenant comme complication de la fièvre typhoïde. Les uns ont cru devoir les abandonner à elles-mêmes sans traitement spécial, et ils les ont vues le plus souvent se guérir en même temps que l'affection typhoïde; d'autres leur ont opposé quelques préparations antimoniales et les vésicatoires. De part et d'autre il y a eu des succès et des insuccès qui se compensent, et les cas relatés ne sont pas en nombre suffisant pour arriver à un résultat précis.

Ici se termine notre compte-rendu. Résumé fidèle des procès-verbaux de nos séances, il doit remplir le but que nous nous étions proposé, car chacun d'entre nous y a apporté une large part de renseignements et d'observations.

Le Secrétaire par intérim
(rapporteur),

BRUCHON.

Le Président,

CHENEVIER.

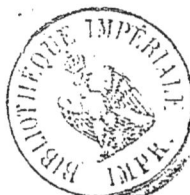

BESANÇON, IMPR. DE J. JACQUIN.

www.ingramcontent.com/pod-product-compliance
Lightning Source LLC
Chambersburg PA
CBHW060513210326
41520CB00015B/4210